Salate Delicioase

Bucurie Culinară pentru Gustul Tău

Elena Popescu

Index

Salată de pui acoperită cu prosciutto 8

Salată delicioasă de rucola acoperită cu creveți 10

Salată Cobb cu creveți 12

Salată de pepene galben și prosciutto 15

Salată de porumb și fasole albă 17

Salată thailandeză de creveți 19

Salată delicioasă cu vinegretă de ananas picant 22

Salata de pui la gratar si rucola 25

Salată de paste cu fructe de mare cu zară și vinegretă de arpagic 27

Pastrav arctic cu vinegreta de rosii 30

Salată delicioasă de crabi 32

Salata de pui Orzo 35

Salată de halibut și piersici 38

Salată de sfeclă și brânză albastră 40

salata verde italiana 43

Salată de broccoli și afine 45

Salata marconi delicioasa 47

Salata de cartofi si bacon 49

Salată Roquefort 51

Salata de ton 54

Salată de paste antipaste 56

Salata de pui cu pasta de susan 59

Salată tradițională de cartofi 61

Cataloga 63

Salata congelata 65

Salata de capsuni si branza feta 67

Salată răcoritoare de castraveți 69

Salată colorată 71

Salată de năut 73

Salata picanta de avocado si castraveti 75

Busuioc, feta și salată de roșii 77

Salată de paste și spanac 79

Orzo cu busuioc și roșii uscate 81

Salată cremoasă de pui 83

Iaurt răcoritor și Provocare Green Grams.............................. 85

Salată de avocado și rucola acoperită cu brânză feta mărunțită.......... 87

Salată de năut verde încolțit 89

Salată sănătoasă de năut 91

Salată de bacon și mazăre cu sos ranch 93

Salată crocantă de sparanghel 95

Salată delicioasă de pui 97

Salată sănătoasă de legume și tăiței Soba 100

Salata verde si nasturel cu vinegreta de hamsii 103

Salată galbenă simplă 106

Salată de citrice și busuioc 108

Salată simplă de covrigi 110

Salata de pui a Cleopatrei 112

Salată thailandeză-vietnameză 114

Salată Cobb de Crăciun 116

Salata de cartofi verzi 119

Salată de porumb ars 122

Salată de varză și struguri 124

Salata de citrice 126

Salata de fructe si salata verde 128

Salată cu mere și salată verde 130

Salată de fasole și ardei 132

Salată de morcovi și curmale 134

Sos cremos de salată cu ardei 135

salata hawaiana 137

Salată de porumb ars 139

Salată de varză și struguri 141

Salata de citrice 143

Salata de fructe si salata verde 145

Salată de pui curry 147

Salata de spanac cu capsuni 149

Salată de varză dulce în restaurant 151

Salata clasica de macaroane 153

Salata de pere cu Roquefort 155

Salata Barbie Ton 157

Salata de pui de Craciun 159

salata mexicana de fasole 161

Salata de paste ranch cu bacon si... 163

Salată de cartofi cu piele roșie 165

Salată de fasole neagră și cușcuș 167

Salată grecească de pui 169

Salată elegantă de pui 171

Salata de pui la curry cu fructe 173

Minunata salata de pui cu curry 175

Salata picanta de morcovi.. 177

Salată asiatică de mere 179

Salată de dovleac și orzo 181

Salata de nasturel cu fructe 183

salată Cezar 185

Salată de pui și mango 187

Salata de portocale cu mozzarella 189

Salata cu trei fasole 191

Salata miso si tofu 193

Salată japoneză de ridichi 195

sud-vestul Cobb... 197

paste capresse... 199

Salată de păstrăv afumat 201

Salată de ouă cu fasole 203

Salata Ambrozie 204

salata de pană 206

salată spaniolă de chili 208

salata mimoza 210

waldorf clasic 212

Salată de mazăre cu ochi negri 214

Salată de legume cu brânză elvețiană... 216

Salată gustoasă de morcovi 218

Salată de pui acoperită cu prosciutto

Ingrediente

1 felie de pâine cu aluat de 1 uncie, tăiată în cuburi de 1/2 inch

spray de gatit

1/4 lingurita busuioc uscat

1 praf de usturoi pudra

1 ½ lingură. ulei de măsline extravirgin, împărțit

1 uncie prosciutto feliat foarte subțire, tocat

1 lingura. suc proaspăt de lămâie

1/8 linguriță. sare

1 pachet de 5 uncii rucola pentru copii

3/4 uncie brânză Asiago, rasă și împărțită, aproximativ 1/3 cană

3 uncii piept de pui prăjit, dezosat și fără piele

1/2 cană roșii struguri, tăiate în jumătate

Metodă

Păstrați cuptorul preîncălzit la 425 de grade F. Ungeți ușor o foaie de copt cu spray de gătit și puneți deasupra cuburile de pâine într-un singur strat. Se presară cu pudră de usturoi și se adaugă busuioc și se amestecă bine. Se baga la cuptorul preincalzit si se coace 10 minute sau pana cand painea devine crocanta. Intr-o tigaie mare antiaderenta adauga putin ulei si prajeste prosciutto pana devine crocant. Scoateți din tigaie și scurgeți. Combinați uleiul rămas, sucul de lămâie și sarea într-un castron. Într-un castron mare, puneți rucola, jumătate din brânză și sucul, amestecați și amestecați bine. Când este gata de servit, puneți salata peste cap cu pui, prosciutto crocant, roșii, brânză rămasă și crutoane, amestecați și serviți.

Salată delicioasă de rucola acoperită cu creveți

Ingrediente

2 căni de rucola lejer

1/2 cană ardei roșu, tăiat julien

1/4 cană morcovi, tăiați julien

1 1/2 linguriță. ulei de măsline extravirgin, împărțit

1 cană rozmarin proaspăt tocat

1/4 linguriță pudră de ardei roșu

1 cățel de usturoi, feliat subțire

8 creveți mari, decojiți și devenați

1 1/2 linguriță. oțet balsamic alb

Metodă

Într-un castron mare, combinați pui de rucola, ardeiul roșu și morcovii. Într-o tigaie mare, adăugați aproximativ 1 lingură. de ulei si se incinge la foc mediu. Puneți ardeiul, usturoiul și rozmarinul în tigaie și gătiți până se înmoaie usturoiul. Adaugati crevetii si mariti focul. Gatiti pana crevetii sunt fierti. Puneți creveții într-un castron. În tigaie, adăugați uleiul și oțetul rămas și încălziți până se încinge. Turnați acest amestec peste amestecul de rucola și amestecați până când dressingul îmbracă legumele. Acoperiți salata cu creveți și serviți imediat.

Bucurați-vă!

Salată Cobb cu creveți

Ingrediente

2 felii de bacon, taiate in centru

1/2 kg de creveți mari, curățați și devenați

1/4 lingurita boia

1/8 linguriță. piper negru

spray de gatit

1/8 linguriță. sare fină

1 1/4 linguriță. suc proaspăt de lămâie

3/4 lingurita ulei de masline extravirgin

1/4 linguriță de muștar de Dijon din cereale integrale

1/2 pachet de 10 uncii salată romană

1 cană de roșii cherry, tăiate în sferturi

1/2 cană morcovi rasi

1/2 cană porumb întreg congelat, decongelat

1/2 avocado copt decojit, tăiat în 4 felii

Metodă

Prăjiți baconul într-o tigaie până devine crocant. Tăiați pe lungime. Curățați tigaia și stropiți-o cu spray de gătit. Puneți tigaia pe aragaz și încălziți la foc mediu. Amestecați creveții cu piper și boia. Adăugați creveții în tigaie și gătiți până când sunt gata. Se presară puțină sare și se amestecă bine. Într-un castron mic, combinați sucul de lămâie, uleiul, sarea și muștarul.

Combinați salata verde, creveții, roșiile, morcovul, porumbul, avocado și baconul într-un castron și stropiți cu dressing. Se amestecă bine și se servește imediat.

Bucurați-vă!

Salată de pepene galben și prosciutto

Ingrediente

1 1/2 cani de pepene galben, cuburi de 1/2 inch

1 1/2 cani de pepene galben, cuburi de 1/2 inch

1 lingura. menta proaspata tocata

1/2 lingurita suc proaspat de lamaie

1/8 linguriță. piper negru proaspăt măcinat

1 uncie prosciutto feliat subțire, tăiat în fâșii subțiri

1/4 cană, 2 uncii brânză Parmigiano-Reggiano proaspătă rasă

Piper negru macinat, optional

Crengute de menta, optional

Metodă

Combinați toate ingredientele într-un castron mare și amestecați bine până când sunt bine acoperite. Se serveste ornat cu cateva fire de piper si menta.

Serviți imediat.

Bucurați-vă!

Salată de porumb și fasole albă

Ingrediente

1 scarolă de cap, tăiată în sferturi pe lungime și clătită

spray de gatit

1 uncie bacon, tocat

1/2 dovlecel mediu, tăiat în sferturi și julienne

1/2 catel de usturoi, tocat

1/2 cană boabe de porumb proaspete

1/4 cană pătrunjel proaspăt tocat

1/2 cutie de 15 uncii fasole marine, clătită și scursă

1 lingura. otet de vin rosu

1/2 lingurita ulei de masline extravirgin

1/4 lingurita piper negru

Metodă

Gătiți scarola într-o tigaie mare la foc mediu timp de 3 minute sau până când începe să se ofilească în jurul marginilor. Curățați tigaia și ungeți-o cu puțin spray de gătit. Se incinge la foc mediu-mare si se adauga pancetta, dovlecelul si usturoiul si se calesc pana se inmoaie. Adăugați porumbul și gătiți încă un minut. Combinați amestecul de porumb și scarola într-un castron mare. Se adauga patrunjelul si otetul si se amesteca bine. Adăugați ingredientele rămase și amestecați bine. A se prezenta, frecventa.

Bucurați-vă!

Salată thailandeză de creveți

Ingrediente

2 uncii linguine crude

6 uncii de creveți medii, decojiți și devenați

1/4 cană suc proaspăt de lămâie

1/2 lingura. zahăr

1/2 lingura. Sriracha, sos de chili iute, ca Huy Fong

1/2 lingurita sos de peste

2 cani de salata romana tocata

3/4 cană ceapă roșie, tăiată pe verticală

1/8 cană morcovi, tăiați julien

1/4 cana frunze de menta proaspata tocate

1/8 cană coriandru proaspăt tocat

3 linguri caju prajite uscate tocate, nesarate

Metodă

Pregătiți pastele conform instrucțiunilor de pe ambalaj. Când pastele sunt aproape fierte, adăugați creveții și fierbeți timp de 3 minute. Scurgeți și puneți într-o strecurătoare. Pune apă rece peste el. Într-un castron, combinați sucul de lămâie, zahărul, Sriracha și sosul de pește. Se amestecă până se dizolvă zahărul. Adăugați toate ingredientele, cu excepția caju. Amesteca bine. Se ornează cu caju și se servește imediat.

Bucurați-vă!

Salată delicioasă cu vinegretă de ananas picant

Ingrediente

1/2 kilogram de piept de pui dezosat și fără piele

1/2 lingurita pudra de chili

1/4 lingurita sare

spray de gatit

3/4 cană de ananas proaspăt, tăiat în cuburi de 1 inch, aproximativ 8 uncii, împărțit

1 lingura. coriandru proaspăt tocat

1 lingura. suc proaspăt de portocale

2 linguri. oțet de mere

1/4 linguriță de chili habanero tăiat subțire

1/2 cățel mare de usturoi

1/8 cană ulei de măsline extravirgin

1/2 cană de jicama, decojită și tăiată julien

1/3 cană ardei roșu feliat subțire

1/4 cana ceapa rosie tocata

1/2 pachet de 5 uncii spanac proaspăt pentru copii, aproximativ 4 căni

Metodă

Toarnă carnea de pui până la o grosime uniformă și stropește cu sare și praf de chili. Pulverizați puțin spray de gătit pe pui, puneți-l pe un grătar preîncălzit și gătiți până când puiul este gătit. Pus deoparte. Puneți jumătate din ananas, sucul de portocale, coriandru, habanero, usturoi și oțet într-un blender și amestecați până la omogenizare. Adăugați încet uleiul de măsline și continuați să amestecați până când se combină și se îngroașă. Amestecă ingredientele rămase într-un castron mare. Adăugați puiul și amestecați bine. Se toarnă vinegreta și se amestecă până când toate ingredientele sunt bine acoperite cu vinaigretă. Serviți imediat.

Bucurați-vă!

Salata de pui la gratar si rucola

Ingrediente

8 jumătăți de piept de pui dezosate și fără piele, 6 uncii

1/2 lingurita sare

1/2 lingurita piper negru

spray de gatit

10 căni de rucola

2 cani de rosii cherry colorate, taiate in jumatate

1/2 cana ceapa rosie tocata

1/2 cană ulei de măsline și dressing cu oțet, împărțit

20 de măsline kalamata fără sâmburi, tăiate

1 cană brânză de capră măruntită

Metodă

Condimentam pieptul de pui cu sare si piper. Pulverizați o tigaie pentru grătar cu spray de gătit și încălziți la foc mediu-mare. Așezați puiul în tigaie și gătiți până se fierbe. Pus deoparte. Într-un castron, combinați roșiile, rucola, ceapa, măslinele și 6 linguri. bandaj. Ungeți puiul cu vinegreta rămasă și tăiați felii. Combinați puiul și amestecul de roșii rucola și amestecați bine. Serviți imediat.

Bucurați-vă!

Salată de paste cu fructe de mare cu zară și vinegretă de arpagic

Ingrediente

2 căni de pastă de fructe de mare crude

2 căni de mazăre verde congelată

1/2 cană maioneză de canola organică

1/2 cană de zară fără grăsimi

2 linguri. arpagic proaspăt tocat

2 linguri. cimbru proaspăt tocat

1 cană sare

1 cană piper negru proaspăt măcinat

4 catei de usturoi, tocati

4 cesti de rucola pentru bebelusi usor impachetate

2 linguri. ulei de masline

4 uncii prosciutto tocat mărunt, aproximativ 1/2 cană

Metodă

Pregătiți pastele conform instrucțiunilor producătorului. Cand pastele sunt aproape fierte se adauga mazarea si se fierbe 2 minute. Scurgeți și înmuiați în apă rece. Scurgeți din nou. Într-un castron, combinați maioneza, zara, arpagicul, cimbru, sarea, piperul și usturoiul și amestecați bine. Adăugați pastele, mazărea și rucola și amestecați bine. Prăjiți prosciutto într-o tigaie la foc mediu-înalt până devine crocant. Se presara peste salata si se serveste.

Bucurați-vă!

Pastrav arctic cu vinegreta de rosii

Ingrediente

8 file de lemn arctic de 6 uncii

1 1/2 linguriță. sare fină

1 cană piper negru, împărțit

spray de gatit

8 linguri de otet balsamic

4 linguri ulei de masline extravirgin

4 linguri de salota tocata

2 litri de roșii struguri, tăiate în jumătate

10 cesti de rucola neambalata

4 linguri nuci de pin prajite

Metodă

Asezonați fileurile de carbune cu puțină sare și piper. Gătiți-le într-o tigaie aproximativ 4 minute pe ambele părți. Scoateți fileurile din tigaie și acoperiți cu un prosop de hârtie. Curățați tigaia de sucuri. Turnați oțetul într-un castron mic. Se adauga uleiul putin cate putin si se bate pana se ingroasa.

Adaugam salota si amestecam bine. Adăugați roșiile, sare și piper în tigaie și încălziți la foc mare și gătiți până când roșiile se înmoaie. Adăugați vinegreta și amestecați bine. Când este gata de servire, așezați un pat de rucola pe farfurie, aranjați carbunerul și turnați amestecul de roșii peste fiecare file.

Se orneaza cu niste nuci si se serveste imediat.

Bucurați-vă!

Salată delicioasă de crabi

Ingrediente

2 linguri. coaja de lamaie

10 linguri de suc proaspăt de lămâie, împărțit

2 linguri. ulei de măsline extra virgin

2 linguri. draga mea

1 cană muștar de Dijon

1/2 lingurita sare

1/4 lingurita piper negru proaspat macinat

2 cesti boabe de porumb proaspete, aproximativ 2 spice

1/2 cană frunze de busuioc tocate

1/2 cană ardei roșu tocat

4 linguri ceapa rosie tocata marunt

2 kilograme de carne de crab, tăiată în bucăți, coaja îndepărtată

16 felii de roșii coapte de friptură de vită de 1/4 inch grosime

4 căni de roșii cherry, tăiate în jumătate

Metodă

Într-un castron mare, combinați baza, 6 linguri. suc de lamaie, ulei de masline, miere, mustar, sare si piper. Scoateți aproximativ 3 linguri. din acest amestec si rezerva. Adăugați restul de 6 linguri. Adăugați sucul de lămâie, porumbul, busuiocul, ardeiul roșu, ceapa roșie și carnea de crab la sucul rămas și amestecați bine. Adaugam rosiile si rosiile cherry si amestecam bine. Chiar înainte de servire, turnați peste el sucul reținut și serviți imediat.

Bucurați-vă!

Salata de pui Orzo

Ingrediente

1 cană de orzo crud

1/2 lingurita coaja de lamaie

6 linguri suc proaspăt de lămâie

2 linguri. ulei de măsline extra virgin

1 cană sare kosher

1 cană usturoi tocat

1/2 lingurita draga mea

1/4 lingurita piper negru proaspat macinat

2 cani de piept de pui dezosat, fara piele

1 cană de castraveți englezești tăiați cubulețe

1 cană ardei roşu

2/3 cană ceapă verde tăiată subţire

2 linguri. mărar proaspăt tocat

1 cană brânză de capră mărunţită

Metodă

Pregătiți orzo conform instrucțiunilor producătorului. Scurgeti si inmuiati in apa rece si scurgeti din nou si puneti intr-un castron mare. Combinați coaja de lămâie, sucul de lămâie, uleiul, kosher, usturoiul, mierea și piperul într-un castron. Bateți până se combină. Turnați acest amestec peste pastele pregătite și amestecați bine. Se adauga puiul, castravetele, ardeiul rosu, ceapa si mararul. Amesteca bine. Se ornează cu brânză și se servește imediat.

Bucurați-vă!

Salată de halibut și piersici

Ingrediente

6 linguri ulei de măsline extravirgin, împărțit

8 file de halibut de 6 uncii

1 cană sare kosher, împărțită

1 cană piper negru proaspăt măcinat, împărțit

4 linguri de menta proaspata tocata

4 linguri suc proaspăt de lămâie

2 linguri. Sirop din esență de arțar

12 căni de spanac baby

4 piersici medii, tăiate în jumătate și feliate

1 castravete englezesc, tăiat în jumătate pe lungime și feliat

1/2 cană migdale fulgi prăjite

Metodă

Stropiți fileurile de halibut cu puțină sare și piper. Puneți peștele într-o tigaie fierbinte și gătiți pe ambele părți timp de 6 minute sau până când peștele se fulge ușor când este tăiat cu o furculiță. Într-un castron mare, combinați sarea, piperul, uleiul, sucul de lămâie, menta și siropul de arțar și amestecați până se omogenizează. Adăugați baby spanac, piersici și castraveți și amestecați bine. Când este gata de servire, serviți fileul pe un pat de salată și decorați cu câteva migdale.

Bucurați-vă!

Salată de sfeclă și brânză albastră

Ingrediente

2 căni de frunze de mentă proaspătă rupte

2/3 cană ceapă roșie, tăiată subțire pe verticală

Pachet de 2,6 uncii baby kale

1/2 cană 2% iaurt grecesc simplu cu conținut scăzut de grăsimi

4 linguri de zară fără grăsime

4 linguri otet de vin alb

3 linguri ulei de masline extravirgin

1/2 linguriță sare kosher

1/2 lingurita piper negru proaspat macinat

8 ouă fierte tari mari, tăiate în sferturi pe lungime

2 pachete de 8 uncii de sfeclă pentru copii decojite și aburite, tăiate în sferturi

1 cana nuci tocate grosier

4 uncii de brânză albastră, mărunțită

Metodă

Într-un castron mare, combinați ceapa, varza kale, ouăle, sfecla și menta.

Într-un alt castron, combinați iaurtul grecesc, zara, oțetul, uleiul, sarea și piperul. Bateți până când toate ingredientele sunt bine încorporate. Chiar înainte de servire, stropiți vinaigreta peste salată și serviți cu nucă și brânză.

salata verde italiana

Ingrediente

4 cani de salata romana (tocata, spalata si uscata)

2 căni de scarola zdrobită

2 căni de radicchio mărunțit

2 căni de salată verde mărunțită cu frunze roșii

1/2 cana ceapa verde tocata

1 ardei gras rosu, feliat

1 ardei gras verde, feliat

24 de roșii cherry

1/2 cană ulei de sâmburi de struguri

1/4 cană busuioc proaspăt tocat

1/2 cană oțet balsamic

1/4 cană suc de lămâie

sare si piper dupa gust

Metodă

Pentru salată: Combinați salata romană, scarola, salata verde cu frunze roșii, radicchio, ceapa verde, roșiile cherry, ardeiul gras verde și ardeiul gras roșu într-un castron.

Pentru vinegretă: Într-un castron mic, amestecați busuiocul, oțetul balsamic, uleiul de sâmburi de struguri, sucul de lămâie și amestecați bine. Condimentați cu sare și piper.

Chiar înainte de servire, turnați dressingul peste salată și amestecați bine pentru a se acoperi. Serviți imediat.

Bucurați-vă!

Salată de broccoli și afine

Ingrediente

1/4 cana otet balsamic

2 linguri. mustar Dijon

2 linguri. Sirop din esență de arțar

2 catei de usturoi, tocati

1 cana coaja de lamaie

sare si piper dupa gust

1 cană ulei de canola

2 pachete de 16 uncii amestec de broccoli și salată de varză

1 cană de afine uscate

1/2 cana ceapa verde tocata

1/2 cana nuci tocate

Metodă

Turnați oțetul într-un castron mediu. Adăugați muștar de Dijon, usturoi, coaja de lămâie și siropul de arțar. Se bate bine si se toarna treptat uleiul si se bate pana se omogenizeaza. Adăugați salata de broccoli, ceapa verde, merisoarele uscate și ceapa într-un castron mare. Se toarnă vinegreta peste salată și se amestecă bine. Se pune la frigider si se lasa sa se odihneasca o jumatate de ora. Se orneaza cu nuca si se serveste imediat.

Bucurați-vă!

Salata marconi delicioasa

Ingrediente

2 căni de macaroane cot crude

1/2 cană maioneză

2 linguri. otet alb distilat

1/3 cană zahăr alb

1 lingura. și 3/4 lingurița. mustar galben preparat

3/4 lingurita sare

1/4 lingurita piper negru

1/2 ceapa mare, tocata

1 tulpină de țelină, tocată

1/2 ardei gras verde, fara samburi si tocat

2 linguri. morcov ras, optional

1 lingura. ardei iute tocat, optional

Metodă

Pregătiți macaroanele conform instrucțiunilor producătorului. Se scurge, se scufundă în apă rece și se scurge din nou. Combinați maioneza, zahărul, muștarul, oțetul, piperul și sarea într-un castron mare. Adăugați ardeiul verde, țelina, ardeiul iute, morcovul și macaroanele și amestecați bine. Dați la frigider peste noapte înainte de servire.

Bucurați-vă!

Salata de cartofi si bacon

Ingrediente

1 kilogram de cartofi roșii noi, curățați și spălați

3 oua

1/2 kilogram de slănină

1/2 ceapa, tocata marunt

1/2 tulpină de țelină, tocată mărunt

1 cană maioneză

sare si piper dupa gust

Metodă

Fierbeți cartofii în apă clocotită până se înmoaie. Scurgeți și răciți la frigider.

Se fierb ouăle fierte tari în apă clocotită, se scufundă în apă rece, se curăță și se toacă. Rumeniți baconul într-o tigaie. Scurgeti si maruntiti in bucati mai mici. Tăiați cartofii reci în bucăți mici. Se amestecă toate ingredientele într-un bol mare. Serviți ca proaspăt.

Bucurați-vă!

Salată Roquefort

Ingrediente

2 capete de frunze de salata verde, taiate in bucatele mici

6 pere, curatate de coaja, fara samburi si tocate

10 uncii de brânză Roquefort, mărunțită

2 avocado - decojite, fără sâmburi și tăiate cubulețe

1 cană ceapă verde tăiată subțire

1/2 cană zahăr alb

1 cană de nuci

2/3 cană ulei de măsline

1/4 cană și 2 linguri. otet de vin rosu

1 lingura. zahar alb

1 lingura. mustar preparat

2 catei de usturoi, tocati

1 cană sare

Piper negru proaspăt măcinat după gust

Metodă

Adăugați 1/2 cană de zahăr pecan în tigaie. Gatiti la foc mediu pana cand zaharul se topeste si nucile se carameylizeaza. Se toarnă încet amestecul pe hârtie ceară și se lasă să se răcească. Rupeți în bucăți și lăsați deoparte. Se toarnă ulei de măsline, oțet de vin roșu, 1 lingură. zahărul, muștarul, usturoiul, piperul și sarea într-un robot de bucătărie și pulsăm până când toate ingredientele sunt încorporate. Într-un castron mare de salată, adăugați toate ingredientele rămase și turnați vinegreta. Se amestecă bine pentru a acoperi. Se orneaza cu nuca caramelizata si se serveste.

Bucurați-vă!

Salata de ton

Ingrediente

2 cutii de 7 uncii ton albacore, scurs și mărunțit

3/4 cană maioneză sau dressing pentru salată

2 linguri. parmezan

1/4 cană și 2 linguri. sos dulce de murături

1/4 lingurita fulgi de ceapa uscata tocata

1/2 lingurita praf de curry

2 linguri. patrunjel uscat

2 linguri. mărar uscat

2 praf de usturoi pudră

Metodă

Adăugați tonul albacore, maioneza, parmezanul, murăturile murate și murăturile de ceapă într-un castron mediu. Amesteca bine. Se presară cu pudră de curry, pătrunjel, mărar și praf de usturoi și se amestecă bine.

Serviți imediat.

Bucurați-vă!

Salată de paste antipaste

Ingrediente

2 kilograme de paste cu fructe de mare

1/2 kg salam de Genova, tocat

1/2 kilogram de cârnați pepperoni, tocat

1 kilogram de brânză Asiago, tăiată cubulețe

2 conserve de 6 uncii de măsline negre, scurse și tocate

2 ardei roșii, tăiați cubulețe

2 ardei verzi, tocati

6 rosii, tocate

2 pachete (0,7 uncii) amestec uscat de dressing italian

1-1/2 cană ulei de măsline extravirgin

1/2 cană oțet balsamic

1/4 cană oregano uscat

2 linguri. patrunjel uscat

2 linguri. parmezan ras

Sare si piper negru macinat dupa gust

Metodă

Gatiti pastele conform instructiunilor producatorului. Scurgeți și înmuiați în apă rece. Scurgeți din nou. Adaugă pastele, pepperoni, salam, măsline negre, brânză Asiago, roșii, ardei roșu și ardei verde într-un castron mare. Amesteca bine. Presărați amestecul de vinaigretă peste amestec și amestecați bine. Acoperiți cu folie de plastic și dați la frigider.

Pentru vinegretă: într-un bol se toarnă uleiul de măsline, oregano, oțetul balsamic, parmezanul, pătrunjelul, piperul și sarea. Bate bine până se combină. Chiar înainte de servire, turnați dressingul peste salată și amestecați. Serviți imediat.

Bucurați-vă!

Salata de pui cu pasta de susan

Ingrediente

1/2 cană semințe de susan

2 pachete de 16 uncii paste cu papion

1 cană ulei vegetal

2/3 cană sos de soia ușor

2/3 cana otet de orez

2 linguri. ulei de susan

1/4 cană și 2 linguri. zahar alb

1 cană de ghimbir măcinat

1/2 lingurita piper negru

6 cani de piept de pui fiert si tocat

2/3 cană coriandru proaspăt tocat

2/3 cana ceapa verde tocata

Metodă

Prăjiți ușor semințele de susan într-o tigaie la foc mediu-mare până când aroma umple bucătăria. Pus deoparte. Gatiti pastele conform instructiunilor producatorului. Se scurge, se scufundă în apă rece, se scurge și se pune într-un bol. Se amestecă uleiul vegetal, oțetul de orez, sosul de soia, zahărul, uleiul de susan, ghimbirul, piperul și semințele de susan până când toate ingredientele sunt încorporate. Turnați dressingul pregătit peste paste și amestecați bine până când dressingul acoperă pastele. Adăugați ceapa verde, coriandrul și puiul și amestecați bine. Serviți imediat.

Bucurați-vă!

Salată tradițională de cartofi

Ingrediente

10 cartofi

6 ouă

2 cani de telina tocata

1 cană ceapă tocată

1 cană sos dulce de murături

1/2 lingurita sare de usturoi

1/2 lingurita sare de telina

2 linguri. mustar preparat

Piper negru măcinat după gust

1/2 cană maioneză

Metodă

Fierbeți cartofii într-o oală cu apă clocotită cu sare până se înmoaie, dar nu sunt moale. Scurgeți apa și curățați cartofii. Tăiate în bucăți mici. Se fierb ouăle fierte tari, se curăță de coajă și se toacă. Amestecați ușor toate ingredientele într-un castron mare. Nu fi prea dur sau vei sfârși prin a zdrobi cartofii și ouăle. Serviți ca proaspăt.

Bucurați-vă!

Cataloga

Ingrediente

4 căni de apă

2 cani de quinoa

2 praf de sare

1/2 cană ulei de măsline

1 cană sare de mare

1/2 cană suc de lămâie

6 roșii, tăiate cubulețe

2 castraveți, tăiați cubulețe

4 legături de ceapă verde, tocată

4 morcovi rasi

2 cani de patrunjel proaspat, tocat

Metodă

Fierbe apa intr-o cratita. Adăugați un praf de sare și quinoa. Acoperiți cratița cu un capac și lăsați lichidul să fiarbă aproximativ 15-20 de minute. Odată fiert, se ia de pe foc și se amestecă cu o furculiță pentru a se răci mai repede. În timp ce quinoa se răcește, puneți ingredientele rămase într-un castron mare. Adăugați quinoa răcită și amestecați bine. Serviți imediat.

Bucurați-vă!

Salata congelata

Ingrediente

2 căni de iaurt

2 căni de smântână proaspătă

1 cană macaroane fierte

2-3 ardei iute, tocat

3 linguri coriandru tocat

3 linguri de zahar

Sarat la gust

Metodă

Combinați toate ingredientele într-un castron mare și puneți la frigider peste noapte. Serviți ca proaspăt.

Bucurați-vă!

Salata de capsuni si branza feta

Ingrediente

1/2 cană migdale feliate

1 catel de usturoi, tocat

1/2 lingurita draga mea

1/2 lingurita mustar de Dijon

2 linguri. otet de zmeura

1 lingura. oțet balsamic

1 lingura. zahar brun

1/2 cană ulei vegetal

1/2 cap de salata romana, tocata

1 cană căpșuni proaspete, feliate

1/2 cană brânză feta mărunțită

Metodă

Prăjiți migdalele într-o tigaie la foc mediu. Pus deoparte. Amestecă într-un castron mierea, usturoiul, muștarul, ambele oțet, uleiul vegetal și zahărul brun. Amestecă toate ingredientele cu migdalele prăjite într-un castron mare de salată. Se toarnă vinegreta chiar înainte de servire, se amestecă bine pentru a se acoperi și se servește imediat.

Bucurați-vă!

Salată răcoritoare de castraveți

Ingrediente

2 castraveți mari, tăiați în bucăți de ½ inch

1 cană iaurt întreg

2 linguri. mărar tocat mărunt

Sarat la gust

Metodă

Bateți iaurtul până la omogenizare. Se adauga castravetele, mararul si sarea si se amesteca bine. Se da la frigider peste noapte si se serveste ornat cu putin marar.

Bucurați-vă!

Salată colorată

Ingrediente

2 cani boabe de porumb, fierte

1 ardei verde, taiat cubulete

1 ardei gras rosu, taiat cubulete

1 ardei gras galben, taiat cubulete

2 roșii, fără semințe, tăiate cubulețe

2 cartofi, fierți, tăiați cubulețe

1 cană suc de lămâie

2 linguri. pudră de mango uscată

Sarat la gust

2 linguri. coriandru, tocat, pentru a decora

Metodă

Combinați toate ingredientele, cu excepția coriandrului, într-un castron mare. Asezonați după dorință. Dați la frigider peste noapte. Se ornează cu coriandru chiar înainte de servire.

Bucurați-vă!

Salată de năut

Ingrediente

1 cutie de năut de 15 uncii, scurs

1 castravete, tăiat în jumătate pe lungime și feliat

6 roșii cherry, tăiate în jumătate

1/4 ceapa rosie, tocata

1 catel de usturoi, tocat

1/2 cutie de 15 uncii măsline negre, scurse și tocate

1/2 uncie brânză feta mărunțită

1/4 cană sos italian

1/4 lămâie, stors

1/4 lingurita de sare de usturoi

1/4 lingurita piper negru

1 lingura. crema pentru decorare

Metodă

Amestecați toate ingredientele într-un bol mare și puneți-le la frigider pentru cel puțin 3 ore înainte de servire.

Combinați fasolea, castraveții, roșiile, ceapa roșie, usturoiul, măslinele, brânza, vinegreta, zeama de lămâie, usturoiul, sare și piper. Se amestecă și se dă la frigider cu 2 ore înainte de servire. Serviți ca proaspăt. Se serveste acoperit cu crema.

Bucurați-vă!

Salata picanta de avocado si castraveti

Ingrediente

4 castraveți medii, tăiați cubulețe

4 avocado, tăiate cubulețe

1/2 cană coriandru proaspăt tocat

2 catei de usturoi, tocati

1/4 cana ceapa verde tocata, optional

1/2 lingurita sare

piper negru după gust

1/2 lămâie mare

2 dosare

Metodă

Combinați toate ingredientele, cu excepția sucului de lămâie, într-un castron mare. Dați la frigider pentru cel puțin o oră. Turnați sucul de lămâie peste salată chiar înainte de servire și serviți imediat.

Bucurați-vă!

Busuioc, feta și salată de roșii

Ingrediente

12 romi, roșii italiene, tăiate cubulețe

2 castraveți mici – decojiți, tăiați în sferturi pe lungime și tocați

6 cepe verde, tocate

1/2 cană frunze de busuioc proaspăt, tăiate în fâșii subțiri

1/4 cană și 2 linguri. ulei de masline

1/4 cana otet balsamic

1/4 cană și 2 linguri. brânză feta mărunțită

sare si piper negru proaspat macinat dupa gust

Metodă

Amestecă toate ingredientele într-un castron mare de salată. Ajustați condimentele după gust și serviți imediat.

Bucurați-vă!

Salată de paste și spanac

Ingrediente

1/2 pachet de 12 uncii paste farfalle

5 uncii de spanac pentru copii, clătit și tăiat în bucăți mici

1 uncie de brânză feta mărunțită cu busuioc și roșii

1/2 ceapa rosie, tocata

1/2 cutie de 15 uncii măsline negre, scurse și tocate

1/2 cană sos italian

2 catei de usturoi, tocati

1/2 lămâie, storsă

1/4 lingurita de sare de usturoi

1/4 lingurita piper negru

Metodă

Pregătiți pastele conform instrucțiunilor producătorului. Scurgeți și înmuiați în apă rece. Scurgeți din nou și puneți într-un bol mare de amestecare.

Adăugați spanacul, brânza, măslinele și ceapa roșie. Într-un alt bol, combinați vinegreta, sucul de lămâie, usturoiul, piperul și sarea de usturoi.

Bateți până se combină. Se toarnă peste salată și se servește imediat.

Bucurați-vă!

Orzo cu busuioc și roșii uscate

Ingrediente

1 cană paste orzo crude

1/4 cană frunze de busuioc proaspăt tocate

2 linguri. și 2 linguri. rosii uscate tocate, impachetate in ulei

1 lingura. ulei de masline

1/4 cană și 2 linguri. parmezan ras

1/4 lingurita sare

1/4 lingurita piper negru

Metodă

Pregătiți pastele conform instrucțiunilor producătorului. Scurgeți și înmuiați în apă rece. Scurgeți din nou și rezervați. Puneți roșiile uscate la soare și busuiocul într-un robot de bucătărie și amestecați până la omogenizare. Combinați toate ingredientele într-un bol mare și amestecați bine. Asezonați după dorință. Aceasta salata poate fi servita la temperatura camerei sau la frigider.

Bucurați-vă!

Salată cremoasă de pui

Ingrediente

2 cani de maioneza

2 linguri. zahăr, sau mai mult în funcție de dulceața maionezei

2 linguri. piper

1 piept de pui, dezosat si fara piele

1 praf de usturoi pudra

1 praf de praf de ceapa

1 lingura. coriandru tocat

Sarat la gust

Metodă

Prăjiți pieptul de pui până este fiert. Se lasa sa se raceasca si se taie in bucati mici. Combinați toate ingredientele într-un bol mare și amestecați bine. Se asezoneaza dupa gust si se serveste rece.

Bucurați-vă!

Iaurt răcoritor și Provocare Green Grams

Ingrediente

2 cani gram verde

1 cană iaurt gros

1 cană pudră de chili

2 linguri. zahăr

Sarat la gust

Metodă

Fierbeți o cratiță cu apă și adăugați un praf de sare și năut verde. Gatiti pana aproape fiert si scurgeti. Clătiți cu apă rece și lăsați deoparte. Bateți iaurtul până la omogenizare. Adăugați praful de chili, zahărul și sarea și amestecați bine. Răciți iaurtul la frigider pentru câteva ore. Chiar înainte de servire, puneți năutul verde pe un platou de servire și serviți acoperit cu iaurtul preparat. Serviți imediat.

Bucurați-vă!

Salată de avocado și rucola acoperită cu brânză feta măruntită

Ingrediente

1 avocado copt, spalat

O mână de frunze de rucola

1 grapefruit roz, fără sâmburi

3 linguri de otet balsamic

4 linguri ulei de masline

1 cană de muștar

½ cană brânză feta, măruntită

Metodă

Scoateți partea cărnoasă a avocado și puneți-o într-un bol. Adăugați oțetul balsamic și uleiul de măsline și amestecați până la omogenizare. Adăugați restul ingredientelor cu excepția brânzei feta și amestecați bine. Serviți acoperit cu brânză feta mărunțită.

Bucurați-vă!

Salată de năut verde încolțit

Ingrediente

1 cană de muguri verzi

1/4 cană de castraveți fără semințe și tăiați cubulețe

1/4 cană roșii tăiate și fără semințe

2 linguri. și 2 linguri. ceapa verde tocata

1 lingura. coriandru proaspăt tocat

1/4 cană ridichi tăiate felii subțiri, opțional

1-1/2 linguriță. ulei de masline

1 lingura. suc de lămâie

1-1/2 linguriță. otet de vin alb

3/4 lingurita oregano uscat

1/4 lingurita praf de usturoi

3/4 linguriță pudră de curry

1/4 linguriță de muștar uscat

1/2 praf de sare si piper dupa gust

Metodă

Combinați toate ingredientele într-un castron mare și amestecați până când toate ingredientele sunt acoperite cu ulei. Dati la frigider cateva ore inainte de servire.

Bucurați-vă!

Salată sănătoasă de năut

Ingrediente

2-1/4 kg năut, scurs

1/4 cana ceapa rosie, tocata

4 catei de usturoi, tocati

2 rosii, tocate

1 cana patrunjel tocat

1/4 cană și 2 linguri. ulei de masline

2 linguri. suc de lămâie

sare si piper dupa gust

Metodă

Combinați toate ingredientele într-un bol mare și amestecați bine. Dați la frigider peste noapte. Serviți ca proaspăt.

Bucurați-vă!

Salată de bacon și mazăre cu sos ranch

Ingrediente

8 felii de bacon

8 căni de apă

2 pachete de 16 uncii mazăre verde congelată

2/3 cana ceapa tocata

1 cană de dressing ranch

1 cană brânză cheddar rasă

Metodă

Rumeniți baconul într-o tigaie mare la foc mare. Scurgeti grasimea, maruntiti baconul si dati deoparte. Într-o cratiță mare, aduceți apa la fiert și adăugați mazărea. Fierbeți mazărea timp de un minut și scurgeți-le. Se scufundă în apă rece și se scurge din nou. Într-un castron mare, combinați slănina mărunțită, mazărea fiartă, ceapa, brânza cheddar și dressing-ul ranch. Se amestecă bine și se dă la frigider. Serviți ca proaspăt.

Bucurați-vă!

Salată crocantă de sparanghel

Ingrediente

1-1/2 linguriță. otet de orez

1/2 lingurita otet de vin rosu

1/2 lingurita sos de soia

1/2 lingurita zahar alb

1/2 lingurita mustar de Dijon

1 lingura. ulei de arahide

1-1/2 linguriță. ulei de susan

3/4 de kilogram de sparanghel proaspăt, tăiat și tăiat în bucăți de 2 inci

1-1/2 linguriță. seminte de susan

Metodă

Într-un castron mic, adăugați oțetul de orez, oțetul de vin de orez, zahărul, sosul de soia și muștarul. Se toarnă încet uleiurile, amestecând continuu, pentru a emulsiona lichidele. Umpleți o cratiță cu apă și adăugați un praf de sare. Se aduce la fierbere. Puneți sparanghelul în apă și gătiți timp de 5 minute sau până când sunt fragezi, dar nu moale. Scurgeți și înmuiați în apă rece. Scurgeți din nou și puneți într-un castron mare. Se toarnă vinaigreta pregătită peste sparanghel și se amestecă până când vinegreta îmbracă sparanghelul. Se ornează cu câteva semințe de susan și se servește imediat.

Bucurați-vă!

Salată delicioasă de pui

Ingrediente

2 linguri. supă de pui fără grăsimi, cu mai puțin sodiu

1 lingura. orez vin Oțet

1/2 lingura. sos de pește thailandez

1/2 lingura. sos de soia cu conținut scăzut de sodiu

1/2 lingura. usturoiul tăiat

1 cană zahăr

1/2 kilograme de fileuri de piept de pui dezosate și fără piele, tăiate în bucăți mici

1/2 lingura. ulei de arahide

2 cani de salata verde

2 linguri. busuioc proaspăt, tocat

2 linguri. ceapa rosie, feliata subtire

1 lingura. arahide prăjite uscate, nesărate, tocate mărunt

felii de lime, optional

Metodă

Într-un castron mediu, combinați bulionul de pui, oțetul de vin de orez, sosul de pește thailandez, sosul de soia cu conținut scăzut de sodiu, usturoiul și zahărul. Puneți bucățile de pui în această marinadă și acoperiți puiul cu amestecul și lăsați deoparte câteva minute. Adăugați ulei într-o tigaie mare și încălziți la foc mediu. Scoateți bucățile de pui din marinadă și gătiți-le în tigaia fierbinte timp de aproximativ 4 până la 5 minute sau până când sunt fierte. Se toarnă marinada și se fierbe la foc mic până se îngroașă sosul. Scoateți de pe foc. Într-un castron mare, combinați legumele, busuiocul și puiul și amestecați bine până când sunt acoperite. Serviți salata acoperită cu ceapă și alune cu felii de lămâie în lateral.

Bucurați-vă!

Salată sănătoasă de legume și tăiței Soba

Ingrediente

2 pachete de 8 uncii tăiței soba

2 ½ căni de soia verde congelată

1 ½ cană de morcovi, tăiați julien

2/3 cană ceapă verde, feliată

4 linguri coriandru proaspăt, tocat

3 linguri chili serrano, tocat

2 kilograme de creveți, decojiți și devenați

1/2 lingurita sare

1/2 lingurita piper negru

spray de gatit

2 linguri. suc proaspăt de portocale

2 linguri. suc proaspăt de lămâie

1 lingura. sos de soia cu conținut scăzut de sodiu

1 lingura. ulei de susan negru

1 lingura. ulei de masline

Metodă

Fierbeți o oală cu apă și gătiți tăițeii până când sunt aproape fierți. Într-o tigaie, gătiți boabele de soia timp de 1 minut sau până când sunt foarte fierbinți. Scoateți din tigaie și scurgeți. Amestecați tăițeii cu morcovii, ceapa, coriandru și chili. Pulverizați o tigaie mare cu spray de gătit și încălziți la foc mediu. Se amestecă creveții cu sare și piper. Puneți creveții în tigaie și gătiți până când sunt fierți. Adăugați creveții în amestecul de tăiței. Într-un castron mic, adăugați sucul de portocale și celelalte ingrediente și amestecați bine. Se toarnă dressingul peste amestecul de tăiței și se

amestecă bine până se îmbracă.

Bucurați-vă!

Salata verde si nasturel cu vinegreta de hamsii

Ingrediente

Bandaj:

1 cană de iaurt natural fără grăsimi

1/2 cană maioneză cu conținut scăzut de grăsimi

4 linguri patrunjel proaspat tocat

6 linguri ceapa verde tocata

2 linguri. arpagic proaspăt tocat

6 linguri otet de vin alb

4 linguri pasta de hamsii

2 linguri. tarhon proaspăt tocat

1/2 lingurita piper negru proaspat macinat

1/4 lingurita sare

2 catei de usturoi, tocati

Salată:

16 căni de salată romană mărunțită

2 căni de nasturel tăiat

3 cesti piept de pui fiert tocat

4 roșii, fiecare tăiată în 8 felii, aproximativ 1 kg

4 ouă fierte tari mari, fiecare tăiat în 4 felii

1 cană de avocado decojit și tăiat cubulețe

1/2 cană, 1 1/2 uncie brânză albastră, mărunțită

Metodă

Puneți toate ingredientele necesare pentru dressing într-un robot de bucătărie, amestecați și amestecați până la omogenizare. Se pune la frigider. Într-un castron mare, combinați toate ingredientele pentru salată și amestecați bine. Se toarnă peste vinegretă chiar înainte de servire.

Bucurați-vă!

Salată galbenă simplă

Ingrediente

1 spic de porumb galben

Un strop de ulei de măsline extravirgin

1 dovleac galben proaspăt

3 roșii struguri galbene proaspete

3-4 frunze de busuioc proaspăt

Un praf de sare dupa gust

Piper negru proaspăt măcinat de presărat

Metodă

Mai întâi, tăiați boabele din porumb. Tăiați dovleacul galben proaspăt și roșiile struguri galbene proaspete în felii. Acum ia o tigaie și stropește puțin ulei de măsline și călește porumbul și dovleceii până se înmoaie. Intr-un bol adauga toate ingredientele si asezoneaza dupa gust. Se amestecă și se servește.

Bucurați-vă!

Salată de citrice și busuioc

Ingrediente

ulei de măsline extra virgin

2 portocale, suc

1 suc proaspat de lamaie

coaja de 1 lamaie

1 lingura. de miere

Un strop de oțet de vin alb

Vârf de cuțit de sare

2-3 frunze de busuioc proaspăt, tocate

Metodă

Luați un castron mare de salată și adăugați uleiul de măsline extravirgin, sucul proaspăt de lămâie și portocale și amestecați bine. Se adauga apoi coaja de lamaie, mierea, otetul de vin alb, frunzele proaspete de busuioc si se presara cu sare dupa gust. Se amestecă bine pentru a se combina. Se pune apoi la frigider sa se raceasca si se serveste.

Bucurați-vă!

Salată simplă de covrigi

Ingrediente

1 pachet de covrigei

sare de presarat

2/3 cană ulei de arahide

Vinaigreta cu usturoi și ierburi, puteți folosi vinegreta pe care o preferați, după gust

Metodă

Luați o pungă mare de amestec. Acum adăugați covrigii, uleiul de arahide, amestecul de sos cu ierburi de usturoi sau orice alt dressing. Presărați puțină sare pentru condimentare. Acum scuturați bine punga, astfel încât covrigii să fie acoperiți uniform. Serviți imediat.

Bucurați-vă!

Salata de pui a Cleopatrei

Ingrediente

1 ½ piept de pui

2 linguri. ulei de măsline extra virgin

1/4 lingurita fulgi rosii macinati

4 catei de usturoi, macinati

1/2 cană vin alb sec

1/2 portocală, suc

O mână de pătrunjel cu frunze plate feliate

Sodiu grosier și piper negru.

Metodă

Încălziți un pachet mare antiaderent pe aragaz. Adăugați uleiul de măsline extravirgin și încălziți. Adăugați pulsul zdrobit, cățeii de usturoi zdrobiți și pieptul de pui. Sotește pieptul de pui până se rumenește bine pe toate părțile, aproximativ 5 până la 6 minute. Lăsați lichidul să se gătească și fripturile să se gătească încă aproximativ 3 până la 4 minute, apoi scoateți tigaia de pe foc. Stoarceți peste păsări sucul de lămâie proaspăt stors și serviți cu pudră de pătrunjel și sare după gust. Serviți imediat.

Bucurați-vă!

Salată thailandeză-vietnameză

Ingrediente

3 salate latine, tocate

2 căni de răsaduri de legume proaspete, orice varietate

1 cană daikon sau ridichi roșii tocate perfect

2 căni de mazăre

8 cepe verzi, taiate pe bias

½ castravete cu semințe, tăiat în jumătate pe lungime

1 litru de roșii struguri galbene sau roșii

1 ceapa rosie, taiata in patru si feliata foarte perfect

1 selecție de rezultate excelente proaspete și tăiate

1 selecție de rezultate de busuioc proaspăt, tăiat

2 pachete de 2 uncii nuci feliate, găsite pe culoarul de coacere

8 pâine prăjită de migdale sau anason, tăiate în bucăți de 1 inch

1/4 cană sos de soia tamari închis

2 linguri. ulei vegetal

4 până la 8 cotlete subțiri de pasăre, în funcție de mărime

Sare și piper negru proaspăt măcinat.

1 liră mahi mahi

1 lime copt

Metodă

Se amestecă toate ingredientele într-un bol mare și se servește rece.

Bucurați-vă!

Salată Cobb de Crăciun

Ingrediente

Spray antiaderent pentru prepararea alimentelor

2 linguri. sirop de nuca

2 linguri. zahar brun

2 linguri. Cidru

1 kg de făină de șuncă, complet gata, tăiată în cuburi mari

½ kilogram de boabe de papion, fierte

3 linguri murături destul de feliate

salata bibb

½ cană ceapă roșie feliată

1 cană brânză gouda tocată mărunt

3 linguri de frunze de pătrunjel proaspăt feliate

Vinaigretă, formula este următoarea

Fasole marinata ecologica:

1 kilogram de mazăre, redusă și tăiată în treimi

1 cană usturoi feliat

1 cană fulgi roșii

2 linguri. ulei de măsline extra virgin

1 cana otet alb

Vârf de cuțit de sare

Piper negru

Metodă

Preîncălziți aragazul la 350 de grade F. Aplicati spray de gătit antiaderent pe vasul de copt. Într-o farfurie medie, combinați siropul de nuci, glucoza brună și cidru de mere. Adăugați șunca și amestecați bine. Turnați amestecul de șuncă în vasul de copt și gătiți până se fierbe și șunca este ușor colorată, aproximativ 20 până la 25 de minute. Scoateți din cuptor și lăsați deoparte.

Adăugați cerealele, murăturile și pătrunjelul în farfuria cu dressing și amestecați pentru a se acoperi. Tapetați o farfurie mare cu salată Bibb și adăugați boabele. Așezați ceapa roșie, gouda, mazărea murată și șunca gata pe rânduri deasupra bobului. A se prezenta, frecventa.

Bucurați-vă!

Salata de cartofi verzi

Ingrediente

7 până la 8 cepe verzi, curățate, uscate și tăiate bucăți, părți verzi și albe

1 selecție mică de arpagic, feliat

1 cană sare Kosher

Piper alb proaspăt măcinat

2 linguri. Apă

8 linguri ulei de masline extravirgin

2 țelină roșie greutate corporală, spălată

3 foi de dafin

6 linguri de otet negru

2 eșalote, decojite, tăiate în sferturi pe lungime și feliate subțiri

2 linguri. muștar cremos de Dijon

1 lingura. capere feliate

1 cană lichid de capere

1 buchet mic de tarhon, tocat

Metodă

Într-un blender, amestecați eșalota și arpagicul. Asezonați cu sare după gust. Adăugați apă și amestecați. Se toarnă 5 linguri. de ulei de măsline extravirgin deasupra blenderului încet și amestecați până la omogenizare. Aduceți țelina la fiert într-o cratiță cu apă și reduceți focul la fiert. Se condimentează apa cu un strop de sare și se adaugă foile de dafin. Se fierbe țelina până când se înmoaie când este străpunsă cu vârful unei lame, aproximativ 20 de minute.

Într-o farfurie suficient de mare pentru a ține țelina, combinați oțetul negru, eșalota, muștarul, caperele și tarhonul. Adăugați restul de ulei de măsline extravirgin. Scurgeți țelina și aruncați frunzele de dafin.

Puneți țelina pe farfurie și zdrobiți-o cu grijă cu dinții furculiței. Asezonați cu atenție cu boost și sodiu și amestecați bine. Finalizați prin adăugarea amestecului de arpagic și ulei de măsline extravirgin. Amesteca bine. Se ține la cald la 70 de grade până când este gata de servire.

Bucurați-vă!

Salată de porumb ars

Ingrediente

3 spice de porumb dulce

1/2 cană ceapă feliată

1/2 cană ardei gras feliat

1/2 cană de roșii feliate

Sarat la gust

pentru vinegretă

2 linguri. Ulei de masline

2 linguri. Suc de lămâie

2 linguri. praf de ardei iute

Metodă

Porumbul pe stiule trebuie prajit la gratar la foc mediu pana se carbonizeaza usor. După prăjire, sâmburii trebuie îndepărtați de pe știuleții de porumb cu un cuțit. Acum ia un castron si amesteca boabele, ceapa tocata, ardeiul gras si rosiile cu sare si apoi tine bolul deoparte. Acum pregătiți dressingul pentru salată amestecând uleiul de măsline, sucul de lămâie și pudra de chili și puneți-l la frigider. Inainte de servire se toarna vinegreta peste salata si se serveste.

Bucurați-vă!

Salată de varză și struguri

Ingrediente

2 varze tocate

2 căni de struguri verzi tăiați în jumătate

1/2 cană coriandru tocat mărunt

2 ardei iute verzi, tocat

Ulei de masline

2 linguri. Suc de lămâie

2 linguri. Zahăr pudră

Sare si piper dupa gust

Metodă

Pentru prepararea dressing-ului, luați într-un bol uleiul de măsline, zeama de lămâie cu zahăr, sare și piper și amestecați-le bine, apoi dați-le la frigider. Acum se iau restul ingredientelor într-un alt bol, se amestecă bine și se lasă deoparte. Înainte de a servi salata, adăugați dressingul rece și amestecați ușor.

Bucurați-vă!

Salata de citrice

Ingrediente

1 cană paste integrale de grâu, fierte

1/2 cană ardei gras feliat

1/2 cană morcovi, albiți și tocați

1 ceapă verde, feliată

1/2 cană portocale, tăiate în sferturi

1/2 cană felii de lime dulce

1 cană muguri de fasole

1 cană caș, cu conținut scăzut de grăsimi

2-3 linguri frunze de menta

1 cană pudră de muștar

2 linguri. Zahăr pudră

Sarat la gust

Metodă

Pentru a pregăti dressingul, adăugați într-un bol cașul, frunzele de mentă, pudra de muștar, zahărul și sarea și amestecați bine până se dizolvă zahărul.

Se amestecă restul ingredientelor într-un alt bol și se lasă să se odihnească.

Inainte de servire adaugam vinegreta in salata si servim rece.

Bucurați-vă!

Salata de fructe si salata verde

Ingrediente

2-3 frunze de salata verde, taiate bucatele

1 papaya, tocat

½ cană de struguri

2 portocale

½ cană de căpșuni

1 pepene verde

2 linguri. Suc de lămâie

1 lingura. Draga mea

1 cană fulgi de ardei roșu

Metodă

Luați într-un bol sucul de lămâie, mierea și fulgii de ardei iute, amestecați bine și lăsați deoparte. Acum ia restul ingredientelor într-un alt bol și amestecă-le bine. Înainte de servire, adăugați vinegreta în salată și serviți imediat.

Bucurați-vă!

Salată cu mere și salată verde

Ingrediente

1/2 cană piure de pepene galben

1 cană semințe de chimen prăjite

1 cană coriandru

Sare si piper dupa gust

2-3 salate verde, tăiate bucăți

1 varză mărunțită

1 morcov ras

1 ardei gras, taiat cubulete

2 linguri. Suc de lămâie

½ cană de struguri, mărunțiți

2 mere, tocate

2 cepe verde, tocate

Metodă

Luați mugurii, salata verde, morcovii rasi și ardeiul gras într-o cratiță și acoperiți cu apă rece și aduceți la fiert și gătiți până când sunt gătite crocante, acest lucru poate dura până la 30 de minute. Acum le scurgem, leagă-le într-o cârpă și dă-le la frigider. Acum ar trebui să luați merele cu sucul de lămâie într-un bol și să le puneți la frigider. Acum ia restul ingredientelor într-un bol și amestecă-le bine. Serviți imediat salata.

Bucurați-vă!

Salată de fasole și ardei

Ingrediente

1 cană fasole roșie, fiartă

1 cană de năut, înmuiat și fiert

Ulei de masline

2 cepe tocate

1 cana coriandru, tocat

1 ardei

2 linguri. Suc de lămâie

1 cană pudră de chili

Sarea

Metodă

Ardeii trebuie străpunși cu o furculiță, unsați cu ulei și apoi prăjiți la foc mic.

Acum inmuiati ardeii in apa rece, apoi indepartati pielea arsa si apoi taiati-i felii. Se amestecă restul ingredientelor cu ardeiul și apoi se amestecă bine.

Înainte de servire, lăsați-l să se răcească timp de o oră sau mai mult.

Bucurați-vă!!

Salată de morcovi și curmale

Ingrediente

1 ½ cană de morcovi rasi

1 cap de salata verde

2 linguri. migdale prajite si tocate

Vinaigretă cu miere și lămâie

Metodă

Pune morcovii rasi intr-o cratita cu apa rece si tine-i aproximativ 10 minute, apoi scurgi-i. Acum trebuie sa repetam acelasi lucru si cu salata verde. Acum luați morcovii și salata verde împreună cu restul ingredientelor într-un castron și puneți-o la frigider înainte de servire. Serviți salata presărată cu migdale prăjite și tocate.

Bucurați-vă!!

Sos cremos de salată cu ardei

Ingrediente

2 cani de maioneza

1/2 cană de lapte

Apă

2 linguri. oțet de cidru

2 linguri. Suc de lămâie

2 linguri. parmezan

Sarea

Un strop de sos iute

Un strop de sos Worcestershire

Metodă

Luați un castron mare, adunați toate ingredientele în el și amestecați-le bine, astfel încât să nu se formeze cocoloașe. Când amestecul ajunge la textura cremoasă dorită, turnați-l în salata de fructe și legume proaspete, apoi salata cu vinegreta este gata de servit. Acest dressing cremos și picant cu ardei nu se potrivește bine doar cu salate, dar poate fi servit și cu pui, burgeri și sandvișuri.

Bucurați-vă!

salata hawaiana

Ingrediente

Pentru vinegreta de portocale

O lingură de ciorbă. Făină de porumb

Cam o cană de dovleac portocaliu

1/2 cană suc de portocale

Praf de scorțișoară

pentru salata

5-6 frunze de salata verde

1 ananas, tăiat cubulețe

2 banane, tăiate bucăți

1 castravete, taiat cubulete

2 rosii

2 portocale, tăiate în sferturi

4 curmale negre

Sarat la gust

Metodă

Pentru a prepara vinegreta, ia un bol și amestecă amidonul de porumb cu sucul de portocale, apoi adaugă dovleacul în bol și gătește până când textura vinegretei se îngroașă. Apoi, pudra de scorțișoară și pudra de chili trebuie adăugate în bol și apoi lăsate la frigider pentru câteva ore. Pregătiți apoi salata, luați frunzele de salată într-un bol și acoperiți-o cu apă pentru aproximativ 15 minute. Acum puneți roșiile feliate cu bucățile de ananas, măr, banană, castraveți și bucăți de portocale într-un bol cu sare după gust și amestecați-le bine. Acum se adauga in frunzele de salata verde si apoi se toarna dressingul rece peste salata inainte de servire.

Bucurați-vă!!

Salată de porumb ars

Ingrediente

Un pachet de porumb dulce pe stiuleți.

1/2 cană ceapă feliată

1/2 cană ardei gras feliat

1/2 cană de roșii feliate

Sarat la gust

pentru vinegretă

Ulei de masline

Suc de lămâie

praf de ardei iute

Metodă

Stiuletii de porumb trebuie prajiti la foc mediu pana se carbonizeaza usor. Dupa prajire, scoateti boabele de stiuleti cu un cutit. Acum ia un castron si amesteca boabele, ceapa tocata, ardeiul gras si rosiile cu sare si apoi tine bolul deoparte. Acum pregătiți dressingul pentru salată amestecând uleiul de măsline, sucul de lămâie și pudra de chili și puneți-l la frigider. Inainte de servire se toarna vinegreta peste salata si se serveste.

Bucurați-vă!

Salată de varză și struguri

Ingrediente

1 cap de varză mărunțită

Aproximativ 2 căni de struguri verzi, tăiați în jumătate

1/2 cană coriandru tocat mărunt

3 ardei iute verzi, tocat

Ulei de masline

Suc de lamaie, dupa gust.

Zahăr pudră, după gust

Sare si piper dupa gust

Metodă

Pentru prepararea dressing-ului, luați într-un bol uleiul de măsline, zeama de lămâie cu zahăr, sare și piper și amestecați-le bine, apoi dați-le la frigider. Acum ia restul ingredientelor intr-un alt bol si tine-l deoparte. Înainte de a servi salata, adăugați dressingul rece și amestecați ușor.

Bucurați-vă!!

Salata de citrice

Ingrediente

Cam o cană de paste integrale de grâu, fierte

1/2 cană ardei gras feliat

1/2 cană morcovi, albiți și tocați

Ceapă de primăvară. Zdrobit

1/2 cană portocale, tăiate în sferturi

1/2 cană felii de lime dulce

O cană de muguri de fasole

Cam o cană de caș, sărac în grăsimi.

2-3 linguri frunze de menta

Muștar pudră, după gust.

Zahăr pudră, după gust

Sarea

Metodă

Pentru a pregăti dressingul, adăugați într-un castron cașul, frunzele de mentă, pudra de muștar, zahărul și sarea și amestecați bine. Acum amestecați restul ingredientelor într-un alt bol și apoi lăsați-l să se odihnească. Inainte de servire adaugam vinegreta in salata si servim rece.

Bucurați-vă!!

Salata de fructe si salata verde

Ingrediente

4 frunze de salata verde, taiate bucatele

1 papaya, tocat

1 cană de struguri

2 portocale

1 cană de căpșuni

1 pepene verde

½ cană suc de lămâie

1 cană draga mea

1 cană fulgi de ardei roșu

Metodă

Luați într-un bol sucul de lămâie, mierea și fulgii de ardei iute, amestecați bine și lăsați deoparte. Acum ia restul ingredientelor într-un alt bol și amestecă-le bine. Înainte de servire, adăugați vinegreta în salată.

Bucurați-vă!

Salată de pui curry

Ingrediente

2 piept de pui dezosati, fara piele, fierti si taiati in jumatate

3 - 4 tulpini de telina, tocate

1/2 cană maioneză, cu conținut scăzut de grăsimi

2-3 linguri praf de curry

Metodă

Luați pieptul de pui fiert, dezosat, fără piele cu restul ingredientelor, țelină, maioneza cu conținut scăzut de grăsimi, praf de curry în boluri medii și amestecați bine. Așadar, această rețetă delicioasă și ușoară este gata de servit. Această salată poate fi folosită ca umplutură de sandvici cu salată verde pe pâine.

Bucurați-vă!!

Salata de spanac cu capsuni

Ingrediente

2 linguri. seminte de susan

2 linguri. Seminte de mac

2 linguri. zahar alb

Ulei de masline

2 linguri. Ardei

2 linguri. oțet alb

2 linguri. sos englezesc

Ceapa maruntita

Spanacul, clătit și tăiat în bucăți

Un litru de căpșuni tăiate bucăți

Mai puțin de o ceașcă de migdale albite, argintii

Metodă

Luați un castron mediu; amestecați semințele de mac, semințele de susan, zahărul, uleiul de măsline, oțetul și boia cu sos Worcestershire și ceapa. Se amestecă bine și se acoperă, apoi se congelează pentru cel puțin o oră. Luați un alt bol și amestecați spanacul, căpșunile și migdalele, apoi turnați amestecul de ierburi și apoi dați salata la frigider înainte de a o servi cel puțin 15 minute.

Bucurați-vă!

Salată de varză dulce în restaurant

Ingrediente

Un amestec de salată de varză în pungă de 16 uncii

1 ceapa tocata

Mai puțin de o ceașcă de dressing cremos

Ulei vegetal

1/2 cană zahăr alb

Sarea

Seminte de mac

oțet alb

Metodă

Luați un castron mare; amestecați amestecul de salată de varză și ceapa. Acum ia un alt bol și amestecă dressingul, uleiul vegetal, oțetul, zahărul, sarea și semințele de mac. După ce le-ați amestecat bine, adăugați amestecul la amestecul de salată de varză și acoperiți bine. Înainte de a servi salata delicioasă, dă-o la frigider pentru cel puțin una-două ore.

Bucurați-vă!

Salata clasica de macaroane

Ingrediente

4 cani de macaroane cot, crude

1 cană maioneză

Mai puțin de o cană de oțet alb distilat

1 cană zahăr alb

1 cană de muștar galben

Sarea

Piper negru, măcinat

O ceapă mare, tocată mărunt

Cam o cană de morcovi mărunțiți

2-3 tulpini de telina

2 ardei iute, tocat

Metodă

Luați o cratiță mare și puneți în ea puțină apă cu sare și aduceți-o la fiert, adăugați macaroanele și gătiți-le și lăsați-le să se răcească aproximativ 10 minute apoi scurgeți-o. Acum ia un castron mare si adauga otet, maioneza, zahar, otet, mustar, sare si piper si amesteca bine. Odată bine amestecate, adăugați țelina, ardeiul verde, ardeiul iute, morcovii și macaroanele și amestecați din nou bine. Odată ce toate ingredientele sunt bine amestecate, lăsați-l la frigider pentru cel puțin 4-5 ore înainte de a servi delicioasa salată.

Bucurați-vă!

Salata de pere cu Roquefort

Ingrediente

Salată verde, tăiată în bucăți

Cam 3-4 pere, decojite si tocate

O cutie de Roquefort ras sau maruntit

Ceapa verde, feliata

Cam o cană de zahăr alb

1/2 cutie de nuci pecan

Ulei de masline

2 linguri. otet de vin rosu

Muștar, după gust

Un cățel de usturoi

Sare si piper negru, dupa gust.

Metodă

Se ia o tigaie si se incinge uleiul la foc mediu, apoi se amesteca zaharul cu nucile si se amesteca pana cand zaharul s-a topit si nucile se caramelizeaza, apoi se lasa sa se raceasca. Acum ia un alt castron si adauga ulei, otet, zahar, mustar, usturoi, sare si piper negru si amesteca bine. Acum amestecați salata verde, perele și brânza albastră, avocado și arpagicul într-un castron, apoi adăugați amestecul de dressing, apoi stropiți cu nuca caramelizată și serviți.

Bucurați-vă!!

Salata Barbie Ton

Ingrediente

O conserva de ton alb

½ cană maioneză

O lingură de ciorbă. brânză în stil parmezan

Murat dulce, după gust

Fulgi de ceapa, dupa gust.

Pudră de curry, după gust

Pătrunjel uscat, după gust.

Mărar uscat, după gust

Pudră de usturoi, după gust

Metodă

Luați un bol și adăugați toate ingredientele și amestecați bine. Inainte de servire, lasa-le sa se raceasca timp de o ora.

Bucurați-vă!!

Salata de pui de Craciun

Ingrediente

1 kg carne de pui, fiartă

O cană de maioneză

A C. boia

Aproximativ două căni de merișoare uscate

2 cepe verde, tocate mărunt

2 ardei verzi, feliați

O cană de nuci pecan, tocate

Sare si piper negru, dupa gust.

Metodă

Luați un castron mediu, amestecați împreună maioneza, boia de ardei, apoi condimentați după gust și adăugați sare dacă este necesar. Acum ia merisoarele, telina, ardeii, ceapa si nucile si amestecam-le bine. Acum adauga puiul fiert si apoi amesteca-le din nou bine. Asezonați după gust și apoi, dacă este necesar, adăugați piper negru măcinat. Inainte de servire, se lasa la rece cel putin o ora.

Bucurați-vă!!

salata mexicana de fasole

Ingrediente

O cutie de fasole neagră.

O cutie de fasole roşie

O cutie de fasole cannellini.

2 ardei verzi, tocati

2 ardei rosii

Un pachet de boabe de porumb congelate.

1 ceapa rosie, tocata marunt

Ulei de masline

1 lingura. otet de vin rosu

½ cană suc de lămâie

Sarea

1 usturoi, piure

1 lingura. Coriandru

1 cană de chimion, măcinat

Piper negru

1 cană sos de ardei

1 cană pudră de chili

Metodă

Luați un castron și amestecați împreună fasolea, ardeii, porumbul congelat și ceapa roșie. Acum ia un alt castron mic, amestecă ulei, oțet de vin roșu, suc de lămâie, coriandru, chimen, piper negru, apoi asezonează după gust și adaugă sos iute împreună cu pudra de chili. Se toarnă amestecul de vinaigretă și se amestecă bine. Înainte de a le servi, lăsați-le să se răcească aproximativ o oră sau două.

Bucurați-vă!!

Salata de paste ranch cu bacon si

Ingrediente

O cutie de paste crude rotini tricolore

9-10 felii de bacon

O cană de maioneză

amestec de pansament

1 cană pudră de usturoi

1 cană de ardei usturoi

1/2 cană de lapte

1 rosie, tocata

O cutie de masline negre.

O cană de brânză cheddar rasă

Metodă

Se pune apa cu sare intr-o cratita si se aduce la fierbere. Fierbe pastele până se înmoaie timp de aproximativ 8 minute. Acum luați o tigaie și încălziți uleiul într-o tigaie și gătiți slănina în ea. Odată ce s-a terminat gătitul, scurgeți-l și tocați-l. Luați un alt bol și adăugați restul ingredientelor, apoi adăugați-l cu pastele și slănină. Se serveste cand este bine amestecat.

Bucurați-vă!!

Salată de cartofi cu piele roșie

Ingrediente

4 cartofi roșii noi, curățați și spălați

2 oua

un kilogram de slănină

ceapa tocata marunt

O tulpină de țelină, tocată

Aproximativ 2 căni de maioneză

Sare si piper dupa gust

Metodă

Intr-o cratita se pune apa cu sare si se aduce la fierbere, apoi se adauga cartofii noi in cratita si se fierbe aproximativ 15 minute, pana se inmoaie. Apoi scurgeți cartofii și lăsați-i să se răcească. Acum se iau ouăle într-o cratiță și se acopera cu apă rece, apoi se aduce apa la fiert, apoi se ia tigaia de pe foc și se lasă deoparte. Acum gătiți slănina, scurgeți-o și lăsați-o deoparte. Acum adaugam ingredientele cu cartofii si baconul si amestecam bine. Se lasa sa se raceasca si se serveste.

Bucurați-vă!!

Salată de fasole neagră și cușcuș

Ingrediente

O ceașcă de cușcuș, crud

Aproximativ două căni de bulion de pui

Ulei de masline

2-3 linguri suc de lime

2-3 linguri otet de vin rosu

Chimion

2 cepe verde, tocate

1 ardei rosu, tocat

Coriandru, proaspăt tocat

O ceașcă de boabe de porumb congelate

Două cutii de fasole neagră.

Sare si piper dupa gust

Metodă

Fierbeți supa de pui, apoi amestecați cușcușul, gătiți-l, acoperind tigaia și lăsați-l deoparte. Acum amestecați uleiul de măsline, sucul de lămâie, oțetul și chimenul, apoi adăugați ceapa, ardeiul gras, coriandru, porumb, fasole și acoperiți. Acum amestecați toate ingredientele și apoi înainte de servire, lăsați-l să se răcească câteva ore.

Bucurați-vă!!

Salată grecească de pui

Ingrediente

2 căni de carne de pui, fiartă

1/2 cană morcovi, tăiați felii

1/2 cană castraveți

Cam o cană de măsline negre tocate

Aproximativ 1 cană de brânză feta, rasă sau mărunțită

sos italian

Metodă

Luați un castron mare, luați puiul fiert, morcovii, castraveții, măslinele și brânza și amestecați-le bine. Acum adăugați amestecul de dressing și amestecați bine din nou. Acum dă vasul la frigider, acoperindu-l. Serviți proaspăt.

Bucurați-vă!!

Salată elegantă de pui

Ingrediente

½ cană maioneză

2 linguri. oțet de cidru

1 usturoi, tocat

1 cană mărar proaspăt, tocat mărunt

Un kilogram de piept de pui fiert, dezosat și fără piele

½ cană brânză feta rasă

1 ardei rosu

Metodă

Maioneza, oțetul, usturoiul și mararul trebuie amestecate bine și lăsate la frigider pentru cel puțin 6 până la 7 ore sau peste noapte. Acum ar trebui să amesteci cu el puiul, ardeii și brânza și apoi să-l lași câteva ore la rece și apoi să servești rețeta de salată sănătoasă și delicioasă.

Bucurați-vă!!

Salata de pui la curry cu fructe

Ingrediente

4-5 piept de pui, fierte

O tulpină de țelină, tocată

Cepe verzi

Cam o cană de stafide aurii

Măr, decojit și tăiat în felii

nuci pecan prajite

Struguri verzi, sămânțați și tăiați în jumătate.

pudra de curry

O cană de maioneză cu conținut scăzut de grăsimi

Metodă

Luați un castron mare și luați toate ingredientele precum țelina, ceapa, stafide, mere feliate, nuci prăjite, struguri verzi cu seminţe cu pudră de curry și maioneză și amestecați-le bine. Cand sunt bine combinate intre ele, le lasam sa se odihneasca cateva minute si apoi servim salata de pui delicioasa si sanatoasa.

Bucuraţi-vă!!

Minunata salata de pui cu curry

Ingrediente

Cam 4-5 piept de pui dezosati, fara piele, taiati in jumatate

O cană de maioneză

Cam o ceașcă de chutney

A C. pudră de curry

Cam o lingura. piper

Nuci, cam o cană, tocate

O cană de struguri, sămânțați și tăiați în jumătate.

1/2 cana ceapa, tocata marunt

Metodă

Luați o tigaie mare, gătiți piepții de pui aproximativ 10 minute și odată fierți, tăiați-i în bucăți cu o furculiță. Apoi le scurgem si le lasam sa se raceasca. Acum ia un alt castron și adaugă maioneza, chutney, praf de curry și piper și apoi amestecă. Adăugați apoi în amestec pieptul de pui fiert și mărunțit și apoi adăugați nucile, praful de curry și piperul. Înainte de servire, pune salata la frigider pentru câteva ore. Această salată este o opțiune ideală pentru burgeri și sandvișuri.

Bucurați-vă!

Salata picanta de morcovi

Ingrediente

2 morcovi, tocați

1 usturoi, tocat

Cam o cană de apă 2-3 linguri. Suc de lămâie

Ulei de masline

Sarat la gust

Piper dupa gust

fulgi de ardei rosu

Pătrunjel, proaspăt și tocat

Metodă

Pune morcovii în cuptorul cu microunde și fierbe-i câteva minute cu usturoiul tocat și apă. Scoateți-l din cuptorul cu microunde când morcovul este fiert și moale. Apoi scurgeți morcovii și puneți-i deoparte. Acum adauga in bolul cu morcovi sucul de lamaie, uleiul de masline, fulgii de piper, sare si patrunjel si amesteca bine. Se lasa sa se raceasca cateva ore si delicioasa salata picanta va fi gata de servit.

Bucurați-vă!!

Salată asiatică de mere

Ingrediente

2-3 linguri Otet de orez 2-3 linguri. suc de lămâie

Sarat la gust

Zahăr

1 cană sos de pește

1 jicama taiata fasii julienne

1 mar, tocat

2 cepe verde, tocate mărunt

mentă

Metodă

Oțetul de orez, sarea, zahărul, sucul de lămâie și sosul de pește trebuie amestecate corespunzător într-un castron mediu. Când sunt bine amestecate, trebuie să amestecați jicamele tăiate julien cu merele tocate în bol și să amestecați bine. Apoi, cotletele de eșalotă și menta trebuie adăugate și amestecate. Înainte de a servi salata cu sandvișul sau burgerul tău, lasă-o să se răcească puțin.

Bucurați-vă!!

Salată de dovleac și orzo

Ingrediente

1 dovlecel

2 cepe verde, tocate

1 dovleac galben

Ulei de masline

O conserva de orzo fiert.

mărar

Pătrunjel

½ cană brânză de capră rasă

Piper si sare dupa gust.

Metodă

Dovlecelul, arpagicul tocat și dovleceii galbeni trebuie soțiți în ulei de măsline la foc mediu. Trebuie să le gătiți câteva minute până devin moi. Acum transferați-le într-un bol și turnați orzoul fiert în bol, împreună cu pătrunjelul, brânza de capră rasă, mărar, sare și piper, apoi amestecați din nou. Înainte de a servi felul de mâncare, lăsați salata să se răcească câteva ore.

Bucurați-vă!!

Salata de nasturel cu fructe

Ingrediente

1 pepene verde, tăiat cubulețe

2 piersici, tăiate în sferturi

1 buchet de nasturel

Ulei de masline

½ cană suc de lămâie

Sarat la gust

Piper dupa gust

Metodă

Amesteca cubuletele de pepene verde si feliile de piersici cu nasturelul intr-un bol mediu si apoi presara deasupra ulei de masline impreuna cu sucul de lamaie. Se condimenteaza dupa gust si daca este nevoie se adauga sare si piper dupa gust. Cand toate ingredientele se amesteca usor si corespunzator, pune-l deoparte sau o poti tine si la frigider cateva ore, atunci delicioasa si sanatoasa salata de fructe va fi gata de servire.

Bucurați-vă!!

salată Cezar

Ingrediente

3 catei de usturoi, tocati

3 hamsii

½ cană suc de lămâie

1 cană sos Worcestershire

Ulei de masline

un galbenus de ou

1 cap roman

½ cană parmezan ras

Crutoane

Metodă

Caței de usturoi tăiați cu hamsii și zeamă de lămâie ar trebui să fie piureați, apoi trebuie adăugat sos Worcestershire cu sare, piper și gălbenuș, apoi amestecați din nou, până la omogenizare. Acest amestec trebuie făcut folosind un blender la viteză mică, acum uleiul de măsline trebuie adăugat încet și treptat și apoi trebuie adăugată salata romană. Apoi amestecul trebuie lăsat să se odihnească pentru un timp. Serviți salata cu o garnitură de parmezan și crutoane.

Bucurați-vă!!

Salată de pui și mango

Ingrediente

2 piept de pui dezosati, taiati bucati

Verzi mixte

2 mango, tăiate cubulețe

¼ cană suc de lămâie

1 cană de ghimbir ras

2 linguri. Draga mea

Ulei de masline

Metodă

Sucul de lămâie și mierea trebuie bătute într-un castron, apoi adăugați acolo ghimbir ras și ulei de măsline. După ce amestecați bine ingredientele în bol, lăsați-l deoparte. În continuare, puiul trebuie făcut la grătar, apoi lăsat să se răcească, iar după răcire, tăiați puiul în cuburi prietenoase. Apoi pune puiul în bol și amestecă-l bine cu legumele și mango. După ce amestecați bine toate ingredientele, lăsați-o deoparte să se răcească și apoi serviți salata delicioasă și interesantă.

Bucurați-vă!!

Salata de portocale cu mozzarella

Ingrediente

2-3 portocale, feliate

Branza mozzarella

Frunze de busuioc proaspăt, tăiate în bucăți.

Ulei de masline

Sarat la gust

Piper dupa gust

Metodă

Amestecați mozzarella și feliile de portocală cu frunzele de busuioc proaspăt zdrobite. Dupa ce le-am amestecat bine, presara ulei de masline peste amestec si asezoneaza dupa gust. Apoi, dacă este necesar, adăugați sare și piper după gust. Înainte de a servi salata, lăsați-o să se răcească câteva ore deoarece acest lucru va oferi salatei aromele potrivite.

Bucurați-vă!!

Salata cu trei fasole

Ingrediente

1/2 cană oțet de mere

Cam o cană de zahăr

O cană de ulei vegetal

Sarat la gust

½ cană de fasole verde

½ cană fasole ceară

½ cană fasole roșie

2 cepe roșii, tocate mărunt

Sare si piper dupa gust

frunze de patrunjel

Metodă

Intr-o cratita se pune otetul de cidru cu uleiul vegetal, zaharul si sarea si se aduce la fierbere, apoi se adauga fasolea cu ceapa rosie feliata si se lasa la marinat cel putin o ora. După o oră, se condimentează după gust cu sare, adăugând sare și piper, dacă este necesar, apoi se servește cu pătrunjel proaspăt.

Bucurați-vă!!

Salata miso si tofu

Ingrediente

1 cană de ghimbir, tocat mărunt

3-4 linguri. miso

Apă

1 lingura. orez vin Oțet

1 cană sos de soia

1 cană de pastă de chili

1/2 cană ulei de arahide

baby spanac, tocat

½ cană de tofu, tăiat în bucăți

Metodă

Ghimbirul tocat trebuie făcut piure cu miso, apă, oțet de vin de orez, sos de soia și pastă de chili. Apoi ar trebui să amestecați acest amestec cu o jumătate de cană de ulei de arahide. Cand sunt bine amestecate, adauga tofu taiat cubulete si spanacul tocat. Se da la frigider si se serveste.

Bucurați-vă!!

Salată japoneză de ridichi

Ingrediente

1 pepene verde, tăiat în felii

1 ridiche, feliată

1 eșalotă

1 buchet de lăstari tineri

Mirin

1 cană oțet de vin de orez

1 cană sos de soia

1 cană de ghimbir ras

Sarea

ulei de susan

Ulei vegetal

Metodă

Luați pepene verde, ridiche cu ceapă primăvară și frunze verzi într-un bol și țineți-le deoparte. Acum ia un alt castron, adaugă mirin, oțet, sare, ghimbir ras, sos de soia cu ulei de susan și ulei vegetal și apoi amestecă bine. Cand ingredientele din bol au fost bine amestecate, intindeti acest amestec peste vasul cu pepeni si ridichi. Apoi, salata interesantă, dar foarte delicioasă, este gata de servit.

Bucurați-vă!!

sud-vestul Cobb

Ingrediente

1 cană maioneză

1 cană de zară

1 cană sos picant Worcestershire

1 cană coriandru

3 cepe verzi

1 lingura. coaja de portocala

1 usturoi, tocat

1 cap roman

1 avocado, tăiat cubulețe

Jicama

½ cană de brânză picant, rasă sau mărunțită

2 portocale, tăiate în sferturi

Sarat la gust

Metodă

Maioneza și zara trebuie făcute piure cu sosul Worcestershire fierbinte, ceapă verde, coaja de portocală, coriandru, usturoi tocat și sare. Acum ia un alt castron si amesteca salata romana, avocado si jicamas cu portocalele si branza rasa. Acum turnați piureul de zară peste vasul cu portocale și puneți-l deoparte înainte de servire, astfel încât să capete aroma corectă a salatei.

Bucurați-vă!!

paste capresse

Ingrediente

1 pachet de puști

1 cană de mozzarella, tăiată cubulețe

2 rosii, fara samburi si tocate

frunze proaspete de busuioc

¼ cană nuci de pin prăjite

1 usturoi, tocat

Sare si piper dupa gust

Metodă

Fusilli trebuie gătit conform instrucțiunilor și apoi lăsat să se răcească. Odată răcit, se amestecă cu mozzarella, roșiile, nucile de pin prăjite, usturoiul tocat și frunzele de busuioc și se condimentează după gust, adăugând sare și piper, dacă este necesar, după gust. Păstrați întregul amestec de salată deoparte pentru a se răci și apoi serviți-l cu sandvișurile sau burgerii sau cu oricare dintre mesele dvs.

Bucurați-vă!!

Salată de păstrăv afumat

Ingrediente

2 linguri. oțet de cidru

Ulei de masline

2 salote, tocate

1 cană de hrean

1 cană muștar de Dijon

1 cană draga mea

Sare si piper dupa gust

1 conserve de păstrăv afumat, mărunțit

2 mere, tăiate felii

2 sfeclă, feliată

Rachetă

Metodă

Luați un castron mare și amestecați păstrăvul afumat mărunțit cu merele julien, sfecla roșie și rucola, apoi lăsați vasul deoparte. Acum se ia un alt vas si se amesteca otetul de cidru, uleiul de masline, hreanul, salota tocata, mierea si mustarul de Dijon, apoi se condimenteaza amestecul dupa gust si apoi daca este nevoie adaugam sare si piper, dupa gust. Acum luați acest amestec și turnați-l peste vasul cu mere tăiate juliană și amestecați bine și apoi serviți salata.

Bucurați-vă!!

Salată de ouă cu fasole

Ingrediente

1 cană fasole verde, albită

2 ridichi, feliate

2 oua

Ulei de masline

Sare si piper dupa gust

Metodă

Mai întâi fierbeți ouăle și apoi amestecați-le cu fasolea verde albită și ridichile feliate. Amesteca-le bine, apoi stropeste-le cu ulei de masline si adauga sare si piper dupa gust. Cand toate ingredientele sunt bine amestecate, le dai deoparte si le lasam sa se raceasca. Cand amestecul s-a racit, salata este gata de servit.

Bucurați-vă!!

Salata Ambrozie

Ingrediente

1 cană lapte de cocos

2-3 felii de coaja de portocala

Câteva picături de esență de vanilie

1 cană de struguri, tăiați felii

2 mandarine, feliate

2 mere, tăiate felii

1 nucă de cocos rasă și prăjită

10-12 nuci zdrobite

Metodă

Luați un bol mediu și amestecați laptele de cocos, coaja de portocală și esența de vanilie. Odată bine bătute, adăugăm mandarina feliată împreună cu merele și strugurii tăiați felii. După ce amestecați bine toate ingredientele, dați-l la frigider pentru una sau două ore înainte de a servi delicioasa salată. Când salata s-a răcit, serviți-o cu un sandviș sau burgeri.

Bucurați-vă!!

salata de pană

Ingrediente

O cană de maioneză

O ceașcă de brânză albastră

1/2 cană zară

o eșalotă

Coaja de lamaie

sos englezesc

frunze de patrunjel proaspat

aisbergul ține

1 ou fiert tare

1 cana bacon, maruntita

Sare si piper dupa gust

Metodă

Maioneza se face piure cu branza albastra, zara, salota, sosul, coaja de lamaie si patrunjel. Dupa piure, asezoneaza dupa gust si daca este nevoie se adauga sare si piper dupa gust. Acum ia un alt castron și amestecă bucățile de aisberg în castron cu oul dracului, astfel încât oul dracului să unge ouăle fierte tari prin sită. Acum turnați maioneza piure peste vasul cu felii și mimoza, apoi amestecați bine. Salata se serveste cu bacon proaspat tartinat deasupra.

Bucurați-vă!!

salată spaniolă de chili

Ingrediente

3 cepe verzi

4-5 măsline

2 ardei iute

2 linguri. Vinager de Sherry

1 cap de boia afumată

1 cap roman

1 mână de migdale

Un cățel de usturoi

Felii de pâine

Metodă

Ceapa verde trebuie prăjită și apoi tăiată în bucăți. Acum ia un alt bol și amestecă ardeiul și măslinele cu migdalele, boia de ardei afumată, oțetul, salata verde și ceapa verde prăjită și tocată. Se amestecă bine ingredientele în bol și se lasă deoparte. Acum feliile de pâine ar trebui să fie prăjite și când sunt prăjite trebuie să freci cățeii de usturoi peste felii și apoi să turnați amestecul de chili peste chiflele prăjite.

Bucurați-vă!!

salata mimoza

Ingrediente

2 oua, fierte tari

½ cană de unt

1 cap de salata verde

Otetul

Ulei de masline

ierburi tocate

Metodă

Luați un castron mediu și amestecați salata verde, untul cu oțetul, uleiul de măsline și ierburile tocate. După ce amestecați bine ingredientele în bol, țineți-l deoparte ceva timp. Între timp, este necesar să pregătiți mimoza. Pentru a prepara mimoza trebuie mai intai sa cureti ouale tari si apoi sa folosesti o strecuratoare pentru a filtra ouale tari si astfel oul umplut este gata. Acum, acest ou umplut trebuie turnat peste farfuria de salata, inainte de a servi delicioasa salata de mimoza.

Bucurați-vă!!

waldorf clasic

Ingrediente

1/2 cană maioneză

2-3 linguri de smantana

2 arpagic

2-3 linguri Pătrunjel

Coaja și zeama de la 1 lămâie

Zahăr

2 mere, tocate

1 tulpină de țelină, tocată

Nuca

Metodă

Se ia un bol apoi maioneza, se bate smantana cu arpagicul, coaja si zeama de lamaie, patrunjelul, ardeiul si zaharul. Cand ingredientele din bol sunt bine amestecate, pune-l deoparte. Acum ia un alt bol și amestecă merele, țelina tocată și nucile. Acum ia amestecul de maioneza si amesteca-l cu mere si telina. Se amestecă bine toate ingredientele, se lasă bolul să se odihnească puțin și se servește salata.

Bucurați-vă!!

Salată de mazăre cu ochi negri

Ingrediente

suc de lămâie

1 usturoi, tocat

1 cană de chimion, măcinat

Sarea

Coriandru

Ulei de masline

1 cană de mazăre cu ochi negri

1 jalapeño, tocat sau zdrobit

2 roșii, tăiate cubulețe

2 cepe roșii, tocate mărunt

2 avocati

Metodă

Bateți sucul de lămâie cu usturoiul, chimenul, coriandru, sare și uleiul de măsline. Când toate aceste ingrediente sunt bine amestecate, amestecați acest amestec cu jalapenos zdrobiți, mazărea cu ochi negri, avocado și ceapa roșie tocată mărunt. Cand toate ingredientele sunt bine amestecate, lasam salata sa se odihneasca cateva minute si apoi servim.

Bucurați-vă!!

Salată de legume cu brânză elvețiană

Ingrediente

1 cană ceapă verde, feliată

1 cană de țelină, feliată

1 cană de ardei verde

1 cană măsline umplute cu chili

6 căni de salată verde mărunțită

1/3 cană ulei vegetal

2 căni de brânză elvețiană rasă

2 linguri. otet de vin rosu

1 lingura. mustar Dijon

Sare si piper dupa gust

Metodă

Combinați măslinele, ceapa, țelina și ardeiul verde într-un castron de salată și amestecați bine. Combinați uleiul, muștarul și oțetul într-un castron mic. Asezonați vinegreta cu sare și piper. Se presara vinegreta peste legume. Dați la frigider peste noapte sau câteva ore. Înainte de servire, tapetați farfuria cu frunze de salată. Amesteca branza cu legumele. Pune salata peste salata verde. Acoperiți-l cu brânză rasă. Serviți imediat.

Bucurați-vă!

Salată gustoasă de morcovi

Ingrediente

2 kilograme de morcovi, decojiți și tăiați subțiri în diagonală

½ cană fulgi de migdale

1/3 cană afine uscate

2 cani de rucola

2 catei de usturoi, tocati

1 pachet brânză albastră daneză mărunțită

1 lingura. oțet de cidru

¼ cană ulei de măsline extravirgin

1 cană draga mea

1 până la 2 vârfuri de piper negru proaspăt măcinat

Sarat la gust

Metodă

Combinați morcovii, usturoiul și migdalele într-un castron. Se adauga putin ulei de masline si se amesteca bine. Se adauga sare si piper dupa gust. Transferați amestecul pe o foaie de copt și coaceți în cuptorul preîncălzit timp de 30 de minute la 400 de grade F sau 200 de grade C. Scoateți când marginile devin maro auriu și lăsați să se răcească. Transferați amestecul de morcovi într-un castron. Adaugati mierea, otetul, merisoarele si branza si amestecati bine. Adăugați rucola și serviți imediat.

Bucurați-vă!

www.ingramcontent.com/pod-product-compliance
Lightning Source LLC
Chambersburg PA
CBHW071835110526
44591CB00011B/1327